Redoy Ranjan

# Resultados da gravidez após cirurgia cardíaca aberta

Redoy Ranjan

# Resultados da gravidez após cirurgia cardíaca aberta

ScienciaScripts

# Índice:

# REDOY RANJAN

## MBBS, MRCS ED, MRCS ENGLAND

## MS (Cirurgia Cardiovascular e Torácica)

Departamento de Cirurgia Cardíaca

Bangabandhu Sheikh Mujib Medical University

Shahbag-1000, Dhaka, Bangladesh.

<u>Dedicado a-</u>

Minha querida esposa Nita!

**Alguns corações estão tão partidos que nem tu os consegues consertar!**

<u>**RECONHECIMENTO**</u>

Devo a minha sincera gratidão e o meu agradecimento ao meu Professor Dr. Md. Aftab Uddin, do Departamento de Cirurgia Cardíaca da Bangabandhu Sheikh Mujib Medical University (BSMMU), pela sua orientação paciente. Estou também grato ao Professor Dr. Asit Baran Adhikary, Presidente do Departamento de Cirurgia Cardíaca da BSMMU, pela sua ajuda ativa, orientação e sugestões valiosas. Ficarei sempre em dívida para com a autoridade do National Heart Foundation Hospital & Research Institute e do National Institute of Cardiovascular Diseases and Hospital.

**(Daniel James Waters)**

Não tenha **medo de fazer um novo procedimento; esteja preparado!**

<u>**Divulgação de interesses-**</u>

Não existe qualquer potencial conflito de interesses no que respeita à investigação, autoria ou publicação deste artigo.


**Os cirurgiões devem ser muito cuidadosos**

**Quando pegam na faca!**

**Por baixo das suas finas incisões**

**Agita o culpado - a vida!**

**(Emily Dickson)**

# PREFÁCIO

A gravidez após uma cirurgia de coração aberto tem um maior risco de efeitos adversos, como hemorragia, perda fetal e malformação congénita, especialmente com anticoagulantes orais, que devem ser ponderados em relação ao risco de trombose intracardíaca. Por conseguinte, o estado de saúde das mulheres grávidas com antecedentes de cirurgia cardíaca aberta deve ser avaliado a intervalos regulares durante todo o período de gravidez e também após o parto.

O acompanhamento e a gestão pré-natal adequados numa mulher com antecedentes de cirurgia cardíaca aberta melhoram os resultados maternos e fetais e não há contraindicação para a gravidez nas doentes com boa classe funcional da NYHA.

**REDOY RANJAN**

MBBS, MRCS ED, MRCS (Inglaterra)

MS (Cirurgia Cardiovascular e Torácica)

Cirurgião Cardiovascular e Torácico

Universidade de Medicina Bangabandhu Sheikh Mujib

Shahbag-1000, Dhaka, Bangladesh.

julho de 2017.

**RESULTADO DA GRAVIDEZ APÓS CIRURGIA CARDÍACA ABERTA**

# RESUMO

**Antecedentes:** A gravidez tem um maior risco de hemorragia, perda fetal e malformação congénita, especialmente com a terapia com anticoagulantes orais, que deve ser ponderada em relação ao risco de trombose intracardíaca.

**Métodos:** Este estudo de coorte retrospetivo foi realizado entre 2014 e 2016. Foi avaliado um total de 56 gestações. As pacientes foram divididas em dois grupos: o grupo I (n = 37) inclui gestação com história de reparo intracardíaco, exceto doença cardíaca valvular, enquanto o grupo II (n = 19) inclui gestação com válvula protética que recebeu terapia anticoagulante.

**Resultados:** Neste estudo, a idade média foi de 24,7±3,8 anos e 25,1±3,8 anos, respetivamente, no grupo I e no grupo II. No total, 44 gravidezes (78,57%) terminaram em nados-vivos saudáveis (91,89% das pacientes do grupo I e 52,63% das pacientes do grupo II); 11 gravidezes (19,64%) terminaram em aborto (8,1% das pacientes do grupo I e 42,1% das pacientes do grupo II). Um (5,3%) bebé nasceu com malformação congénita no grupo II. Foi detectada embriopatia por varfarina num (5,3%) caso. O peso médio à nascença foi de 2,8±0,6 kg no grupo I e de 2,5±0,3 kg no grupo II. A pontuação média de APGAR foi de 8,5±0,7 no grupo I e 8,1±0,7 no grupo II. Vinte e cinco (25%) por cento da nossa população estudada desenvolveu complicações maternas. Onze (19,64%) pacientes desenvolveram complicações cardíacas durante a gravidez. Sete (12,5%) pacientes desenvolveram insuficiência cardíaca (4 pacientes no grupo I e 3 pacientes no grupo II) e trombose da válvula protética ocorreu em três pacientes (15,79%) no grupo II. Um dos nossos pacientes (1,78%) apresentou CIA residual. A maioria das doentes apresentava um bom estado de saúde (89,2% no grupo I e 63,2% no grupo II) durante e após a gravidez.

**Conclusão:** A assistência pré-natal adequada e a estratificação de risco precoce são as medidas fundamentais para melhorar o resultado materno e fetal numa paciente de cirurgia cardíaca aberta.

# INTRODUÇÃO

A principal causa de mortalidade não-obstétrica na gravidez é a doença cardíaca. Embora a coincidência de doenças cardiovasculares e gravidez tenha diminuído nas últimas décadas, estima-se que a incidência de doença cardíaca ocorra em 1 a 4% das gravidezes e que a doença valvular mitral seja a patologia responsável na maioria destes casos[1].

Embora o prognóstico pós-operatório após uma cirurgia de coração aberto tenha melhorado, as mulheres continuam a ter medo de ter filhos após uma cirurgia de coração aberto. Apenas um pequeno número de mulheres com antecedentes de cirurgia de coração aberto engravidam, embora a experiência profissional neste domínio mostre que, se forem devidamente geridos, os resultados da gravidez após cirurgia de coração aberto são encorajadores. No entanto, não há dúvida de que estas mulheres necessitam de cuidados atentos ao seu bem-estar físico e mental durante a gravidez para obterem resultados positivos.

As alterações fisiológicas durante a gravidez incluem um aumento gradual do débito cardíaco, do volume sanguíneo, da frequência cardíaca e do consumo de oxigénio pelo miocárdio, que podem causar descompensação em mulheres com doença cardíaca subjacente. A deterioração funcional resultante da sobrecarga circulatória fisiológica observada no período gestacional em pacientes com reserva funcional reduzida é frequentemente refratária à terapia médica. A cirurgia cardíaca tem proporcionado um prognóstico materno favorável nestes casos[2]. As alterações hemodinâmicas da gravidez colocam uma carga circulatória extra no coração, que se agrava durante o trabalho de parto e imediatamente após o parto[3].

Além disso, também é referido que as mulheres tratadas para doenças cardíacas congénitas, como defeitos do septo isolados, tetralogia de Fallot ou manifestações cardíacas da síndrome de Marfan, têm um maior número de gravidezes seguras[4]. As mulheres que foram submetidas a substituição valvular por próteses mecânicas têm um menor risco de agravamento das funções cardíacas devido à carga adicional da gravidez em comparação com as próteses biológicas (válvulas de tecido)[4]. Durante a gravidez, o número de plaquetas e a ativação das cascatas de coagulação aumentam, em contraste com a diminuição da atividade fibrinolítica. Estas alterações aumentam o risco de complicações trombóticas valvulares em doentes com substituição prévia da válvula mitral, o que pode exigir uma reintervenção cirúrgica de emergência com elevada mortalidade materna e fetal[5].

O tratamento de uma mulher grávida com uma prótese valvular requer considerações importantes, especialmente no que diz respeito à manutenção da anticoagulação. A varfarina é considerada um anticoagulante seguro e eficaz para doentes com próteses valvulares. No entanto, o tratamento durante a gravidez coloca muitas dificuldades, nomeadamente durante o primeiro trimestre, devido à sua capacidade de atravessar a placenta e à fetotoxicidade associada. O tratamento com heparina durante o primeiro trimestre diminui a taxa de embriopatia, mas aumenta a morbidade e mortalidade materna[6].

O risco de tromboembolismo, aborto espontâneo e parto prematuro é considerado mais elevado em doentes com válvulas cardíacas protésicas que requerem anticoagulação[5].

Se for necessária uma cirurgia de coração aberto, é melhor realizá-la no segundo trimestre[7]. No entanto, este procedimento está associado a elevados riscos obstétricos e fetais, com destaque para o impacto da circulação extracorporal (CEC) e dos agentes anestésicos. Assim, o tratamento cirúrgico das cardiopatias durante a gravidez e o puerpério é realizado apenas em casos seleccionados.

As complicações comuns registadas durante as gravidezes com antecedentes de cirurgia cardíaca são: arritmias cardíacas, hipercoagulabilidade, risco de tromboembolismo, trombose de próteses, aborto, parto prematuro ou morte fetal intra-uterina ou atraso de crescimento intrauterino.

Assim, a gravidez em mulheres com próteses valvulares cardíacas mecânicas é problemática e incómoda ainda hoje. Curiosamente, foi sugerido que a maioria das doentes cardíacas pode tolerar o stress do parto vaginal normal, pelo que o aumento da taxa de cesarianas não implica melhores cuidados[8]. Embora subsistam preocupações quanto ao resultado da gravidez neste grupo de mulheres de alto risco, uma gestão adequada durante a gravidez pode produzir resultados positivos.

Não há estudos sobre os efeitos da gravidez na saúde materna e fetal durante a gestação e imediatamente após o parto após cirurgia cardíaca aberta em nosso país. No entanto, estudos realizados noutras populações demonstram que o estado funcional da mulher durante a gravidez é um melhor preditor do resultado materno e fetal do que o tipo de lesão que requer cirurgia[9].
Assim, o estudo sobre os resultados da gravidez após cirurgia cardíaca aberta pode explorar a ideia sobre os efeitos da cirurgia na gravidez e a gestão de uma mulher grávida, especialmente com a terapia anticoagulante após a substituição da válvula cardíaca.

# Capítulo 1

## LÓGICA DO ESTUDO

As gravidezes com antecedentes de cirurgia cardíaca aberta são frequentemente complicadas por arritmias cardíacas, hipercoagulabilidade, risco de tromboembolismo, trombose de próteses, aborto, parto prematuro, teratogenicidade e morte fetal intra-uterina. Por conseguinte, o estado de saúde das mulheres grávidas com antecedentes de cirurgia cardíaca aberta deve ser avaliado a intervalos regulares durante todo o período de gravidez e imediatamente após o parto. Não existe nenhum estudo sobre os efeitos da gravidez na saúde materna e fetal durante a gravidez e imediatamente após o parto após cirurgia cardíaca aberta neste país. O objetivo do presente estudo foi avaliar os resultados maternos e fetais em mulheres grávidas com antecedentes de cirurgia cardíaca aberta, a fim de definir estratégias para melhorar os resultados da gravidez no futuro.

## HIPÓTESE

O acompanhamento pré-natal e o tratamento adequados de uma mulher com antecedentes de cirurgia cardíaca aberta diminuem a morbilidade e a mortalidade materna e fetal durante a gravidez e imediatamente após o parto.

## OBJECTIVOS:

### Objetivo geral:

1. Descrever a ocorrência dos desfechos maternos e fetais durante a gestação e imediatamente após o parto em mulheres submetidas à cirurgia cardíaca aberta.

**Objectivos específicos:**

2. Avaliação da mortalidade e morbilidades major numa grávida com antecedentes de cirurgia cardíaca aberta.

3. Avaliação da gravidez e das anomalias fetais associadas à terapêutica anticoagulante.

4. Avaliar a função cardíaca durante a gravidez e imediatamente após o parto em mulheres com cirurgia cardíaca aberta.

5. Identificar os principais factores de risco durante a gravidez entre as pacientes em estado pós-operatório de cirurgia cardíaca aberta.

## CRITÉRIOS DE SELECÇÃO DA POPULAÇÃO DO ESTUDO

**Critérios de inclusão:**

1. Mulheres grávidas (idade <35 anos) com história de cirurgia cardíaca aberta para doença cardíaca congénita e doença cardíaca valvular.

**Critérios de exclusão:**

1. Gravidez em idade avançada (>35 anos) com história de cirurgia cardíaca aberta.

2. Doenças sistémicas como doença renal terminal, insuficiência hepática, insuficiência respiratória ou qualquer atraso mental.

3. Refazer cirurgias de coração aberto.

4. Classificação NYHA: Classe 3 ou superior

# Capítulo 2

## MATERIAIS E MÉTODOS

Este estudo de coorte retrospetivo foi realizado entre 2014 e 2016 no Departamento de Cirurgia Cardíaca, Bangabandhu Sheikh Mujib Medical University (BSMMU), Dhaka, Bangladesh. Foi avaliado um total de 56 gravidezes. As pacientes foram divididas em dois grupos: o grupo I (n = 37) inclui gestantes com histórico de reparo intracardíaco para doenças cardíacas, exceto doença cardíaca valvular, enquanto o grupo II (n = 19) inclui gestantes com cirurgia valvular que receberam terapia anticoagulante durante toda a gravidez.

Antes do início deste estudo, foi pedida autorização à comissão académica e técnica do departamento em causa e também à Comissão de Revisão Institucional para a realização do estudo. Todos os doentes incluídos neste estudo receberam explicações sobre a natureza e o objetivo do estudo e sobre o questionário utilizado para este estudo. Foi obtido um consentimento informado por escrito de cada um deles. Foi utilizada uma folha de recolha de dados semi-estruturada normalizada para recolher as informações necessárias sobre o sujeito do estudo.

As mulheres grávidas com antecedentes de cirurgia cardíaca aberta que preenchiam os critérios de seleção foram incluídas no estudo. Os detalhes da lesão cardíaca e da cirurgia em todos os casos foram registados. As mulheres estavam sob cuidados conjuntos de obstetras e cirurgiões cardíacos. A partir da data da primeira notificação, foi iniciado um acompanhamento. A avaliação do estado de saúde, especialmente da função cardíaca, foi efectuada na primeira consulta, sendo depois programadas as consultas subsequentes de acordo com as necessidades de cada caso. Após a primeira visita, foi planeado um calendário de acompanhamento aos 3rd meses, 6th meses, 9th meses e de acordo com a necessidade de cada caso durante a gravidez. A ecocardiografia, a ecografia do perfil de gravidez, a serologia e o perfil de coagulação foram realizados na primeira consulta e quando indicado.

Às 18-20 semanas de gestação, foi feito um exame ultrassonográfico para deteção de anomalias fetais. Após as 36 semanas de gestação, todas as mulheres sem quaisquer complicações foram aconselhadas a serem hospitalizadas e aguardou-se o parto normal espontâneo, exceto se houvesse indicações obstétricas. Nos outros casos, foi feita uma cesariana electiva. Após o nascimento, os bebés foram examinados por pediatras. O peso, o índice de APGAR, os sinais de anomalias congénitas e o exame detalhado eram feitos e registados nas notas.

As doentes que tomam anticoagulantes devem continuar o tratamento de acordo com a prescrição durante a gravidez. Administração de heparina no primeiro trimestre (Dose: 5000 UI por via subcutânea de 12 em 12 horas), depois varfarina até 2 semanas antes da EDD (data prevista do parto) de acordo com a dose padrão ajustada pela monitorização do INR, dependendo do tipo e posição da válvula cardíaca e depois heparina novamente até depois do parto. O perfil de coagulação foi monitorizado através da medição do tempo de tromboplastina parcial activada (aPTT) para a heparina e do tempo de protrombina (PT) e do rácio normalizado internacional (INR) para a varfarina em intervalos frequentes e as doses dos fármacos foram ajustadas em conformidade. Os anticoagulantes foram interrompidos antes do parto e retomados 6 a

12 horas após o parto. Outros medicamentos, como digoxina, beta-bloqueadores ou diuréticos, foram ajustados em conformidade. Foram registadas arritmias cardíacas pós-operatórias, hipercoagulabilidade, tromboembolismo, trombose de próteses, disfunção ventricular esquerda, aborto, ameaça de aborto, hemorragia vaginal, parto prematuro, efeito teratogénico ou morte fetal intra-uterina, angina, enfarte do miocárdio, acidente vascular cerebral, morte e outras variáveis. Todos os dados foram coletados durante o acompanhamento, por meio de entrevista com a paciente.

As variáveis categóricas foram apresentadas sob a forma de frequência e percentagem e os dados quantitativos foram apresentados sob a forma de média e desvio padrão. Os resultados foram apresentados em tabelas. O teste do qui-quadrado foi utilizado para analisar as variáveis categóricas, apresentadas em tabulação cruzada. Para as variáveis contínuas, foi utilizado o teste t de Student ou o teste t não pareado para testar a diferença estatística. Os valores de $p < 0,05$ foram considerados estatisticamente significativos.

# CONCEPÇÃO DO ESTUDO

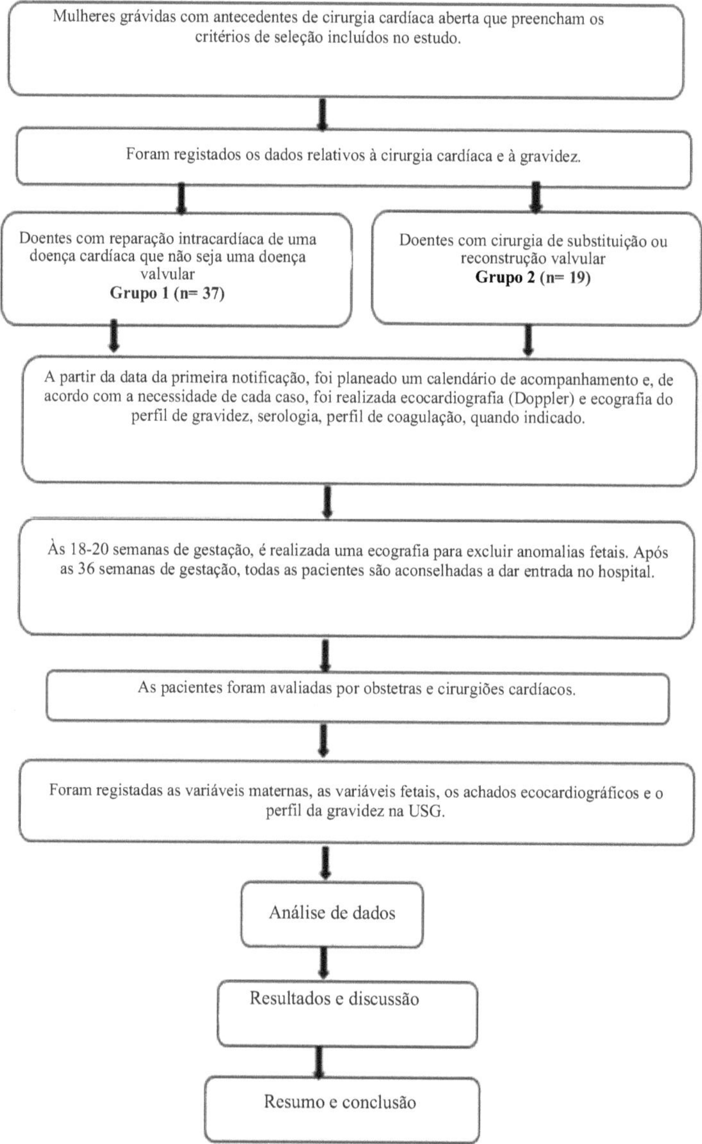

# Capítulo 3

## RESULTADOS

Este estudo incluiu 56 mulheres grávidas com antecedentes de cirurgia cardíaca aberta.
As características basais da população estudada são apresentadas na Tabela I. A
população foi dividida em dois grupos. No grupo I, havia 37 (trinta e sete) gestantes
com história de cirurgia cardíaca aberta para outras doenças cardíacas que não
valvulopatias. O grupo II era constituído por 19 (dezanove) grávidas com antecedentes
de substituição valvular ou cirurgia reconstrutiva valvular em que foram utilizados
fármacos anti-coagulantes ou anti-plaquetários.

### Variáveis demográficas da população em estudo

A Tabela I mostra as variáveis demográficas da população estudada. Observou-se que
75,7% dos pacientes pertenciam à faixa etária de 21 a 30 anos no grupo I e 16 (84,2%)
no grupo II. A média de idade foi de 24,7±3,8 anos no grupo I e 25,1±3,8 anos no grupo
II. A maioria (56,8%) dos pacientes era dona de casa no grupo I e 15 (78,9%) no grupo
II. Quase metade (45,9%) dos doentes tinha completado o ensino secundário no grupo
I e 7 (36,8%) no grupo II. As diferenças não foram estatisticamente significativas
(p>0,05) entre os dois grupos em cada variável.

**Tabela I: Distribuição dos pacientes do estudo de acordo com as variáveis
demográficas (n=56).**

| Variável demográfica | Grupo I (n=37) | | Grupo-II (n=19) | | Valor P |
|---|---|---|---|---|---|
| | N | % | n | % | |
| Idade (em anos) | | | | | |
| <20 | 6 | 16.2% | 2 | 10.5% | |
| 21-30 | 28 | 75.7% | 16 | 84.2% | |
| >30 | 3 | 8.1% | 1 | 5.3% | |
| Média±SD | 24.7±3.8 | | 25.1±3.8 | | [a]$0.711^{ns}$ |
| Gama (mín, máx) | 18, 33 | | 20, 33 | | |
| Situação profissional | | | | | |
| Estudante | 11 | 29.7% | 3 | 15.8% | |
| Mulher doméstica | 21 | 56.8% | 15 | 78.9% | [b]$0.255ns$ |
| Titular do serviço | 5 | 13.5% | 1 | 5.3% | |

| Estatuto académico | | | | | |
| --- | --- | --- | --- | --- | --- |
| Primário | 2 | 5.4% | 0 | 0.0 | |
| S.S.C | 3 | 8.1% | 5 | 26.3% | [b]0,238ns |
| H.S.C | 17 | 45.9% | 7 | 36.8% | |
| Licenciado | 15 | 40.5% | 7 | 36.8% | |

ns= não significativo;[a] valor p obtido a partir do teste t não pareado,[b] valor p obtido a partir do teste do qui-quadrado.

## Tipos de cirurgia de coração aberto no grupo- I

A Tabela II mostra os tipos de cirurgia cardíaca aberta no grupo I. No grupo I, a maioria dos 31 (83,8%) pacientes foi encontrada para correção de CIA, 4 (10,8%) para correção de CIV, 1 (2,7%) para TOF e 1 (2,7%) para mixoma.

**Tabela II: Distribuição dos pacientes do estudo de acordo com o tipo de cirurgia cardíaca aberta no grupo I (n=37).**

| Tipo de cirurgia de coração aberto | Número de pacientes | Percentagem |
| --- | --- | --- |
| Reparação de ASD | 31 | 83.8% |
| Reparação de VSD | 4 | 10.8% |
| TOF | 1 | 2.7% |
| Mixoma | 1 | 2.7% |

**Tipos de cirurgia de coração aberto no grupo-II**

A Tabela III mostra os tipos de cirurgia cardíaca aberta no grupo II. No grupo II, 13 (68,4%) pacientes receberam válvula mecânica, 2 (10,5%) pacientes receberam válvula tecidual e 4 (21,1%) pacientes foram submetidos à cirurgia de reconstrução valvar. No grupo II, a maioria dos 15 (78,9%) pacientes recebeu anticoagulante e 9 (47,4%) pacientes receberam heparina no primeiro trimestre.

**Tabela III: Distribuição dos pacientes do estudo com base na informação relativa à cirurgia cardíaca aberta no grupo II (n=19).**

| Cirurgia de coração aberto | Número de pacientes | Percentagem |
| --- | --- | --- |
| **(Tipo de cirurgia valvular)** | | |
| Substituição da válvula mecânica | 13 | 68.4% |
| Substituição da válvula de tecido | 2 | 10.5% |
| Reconstrução da válvula | 4 | 21.1% |
| **Utilização de anti-coagulante** | | |
| Sim | 15 | 78.9% |
| Não | 4 | 21.1% |
| **Utilização de heparina no primeiro trimestre** | | |
| Sim | 9 | 47.4% |
| Não | 10 | 52.6% |

**Classes da NYHA durante o período do estudo**

A Tabela IV mostra as classes NYHA dos pacientes do estudo. Observou-se que a maioria (89,2%) dos doentes se encontrava nas classes NYHA 1-2 no grupo I e 16 (84,2%) no grupo II. A diferença não foi estatisticamente significativa (p>0,05) entre os dois grupos.

**Tabela IV: Distribuição dos pacientes do estudo de acordo com as classes da NYHA durante o período do estudo (n=56).**

| Classes da NYHA | Grupo I (n=37) | | Grupo-II (n=19) | | Valor P |
|---|---|---|---|---|---|
| | N | % | n | % | |
| 1-2 | 33 | 89.2% | 16 | 84.2% | 0.444[ns] |
| 3-4 | 4 | 10.8% | 3 | 15.8% | |

ns= não significativo

Valor p obtido a partir do teste do qui-quadrado.

## Resultados maternos da população estudada

A Tabela V mostra os resultados maternos da população estudada. No 1$^{st}$ trimestre, três (8,1%) pacientes tiveram aborto espontâneo no grupo I e 8 (42,1%) no grupo II. Quatro (10,8%) pacientes apresentaram eventos hemodinâmicos adversos no grupo I e 3 (15,8%) no grupo II. No primeiro trimestre, o aborto espontâneo foi estatisticamente significativo (p<0,05) entre os dois grupos. Observou-se que 25% da população estudada desenvolveu complicações maternas neste estudo. Trinta e uma (83,8%) pacientes tiveram um desfecho normal da gravidez no grupo I e onze (57,9%) pacientes no grupo II. Duas (5,4%) pacientes tiveram sangramento per-vaginal no grupo I e 8 (42,1%) no grupo II. Quatro (10,8%) pacientes tiveram eclâmpsia apenas no grupo I. Essa diferença foi estatisticamente significativa (p<0,05) entre os dois grupos.

**Tabela V: Distribuição dos pacientes do estudo segundo a maternidade resultado (n=56).**

| Resultado materno | Grupo I (n=37) | | Grupo-II (n=19) | | Valor P |
|---|---|---|---|---|---|
| | n | % | n | % | |
| 1$^{st}$ aborto espontâneo de um trimestre | 3 | 8.1% | 8 | 42.1% | 0.004$^s$ |
| Perda fetal no segundo trimestre | 0 | 0.0 | 0 | 0.0 | |

| | | | | | |
|---|---|---|---|---|---|
| Perda fetal no terceiro trimestre | 0 | 0.0 | 0 | 0.0 | |
| Eventos hemodinâmicos adversos | 4 | 10.8% | 3 | 15.8% | 0.444[ns] |
| **Resultado da gravidez** | **(n= 37)** | | **(n= 19)** | | |
| Normal | 31 | 83.8% | 11 | 57.9% | 0.025[s] |
| Eclampsia | 4 | 10.8% | 0 | 0.0 | 0.018[s] |
| Hemorragia vaginal | 2 | 5.4% | 8 | 42.1% | 0.002[s] |
| Morte | 0 | 0.0 | 0 | 0.0 | - |

s= significativo, ns= não significativo; valor p obtido a partir do teste do qui-quadrado.

**Resultados fetais da população estudada**

A Tabela VI mostra o desfecho fetal da população estudada. No total, 44 gravidezes (78,57%) terminaram em nados-vivos saudáveis (91,89% das pacientes do grupo I e 52,63% das pacientes do grupo II) e 11 gravidezes (19,64%) terminaram em aborto (8,1% das pacientes do grupo I e 42,1% das pacientes do grupo II). Esta diferença foi estatisticamente significativa (p<0,05) entre os dois grupos. Uma (5,3%) doente apresenta embriopatia por varfarina (malformação congénita) no grupo II. O peso

médio ao nascer foi de 2,8±0,6 kg no grupo I e 2,5±0,3 kg no grupo II. A pontuação

média de APGAR foi de 8,5±0,7 no grupo I e 8,1±0,7 no grupo II. O termo e o aborto

foram estatisticamente significativos (p<0,05) entre os dois grupos.

**Tabela VI: Distribuição das pacientes do estudo com base na idade fetal**
resultado (n=56).

| Resultado fetal | Grupo I (n=37) | | Grupo-II (n=19) | | Valor P |
|---|---|---|---|---|---|
| | n | % | n | % | |
| Pré-termo | 0 | 0.0 | 0 | 0.0 | - |
| Normal | 34 | 91.9% | 11 | 57.9% | [a]0.004[s] |

| | | | | | |
|---|---|---|---|---|---|
| Aborto | 3 | 8.1% | 8 | 42.1% | [a]0.004[s] |
| Embriopatia por varfarina | 0 | 0.0 | 1 | 5.3% | [a]0.339[ns] |
| | **(n=34)** **Média ±SD** | | **(n=11)** **Média ±SD** | | |
| Peso ao nascer (Kg) | 2.8±0.6 | | 2.5±0.3 | | [b]0.120[ns] |
| Pontuação APGAR | 8.5±0.7 | | 8.1±0.7 | | [b]0.106[ns] |

s=significativo, ns=não significativo

[a]Valor p obtido a partir do teste do qui-quadrado;

[b]Valor p obtido a partir do teste t não emparelhado.

**Informações sobre o modo de parto das mulheres grávidas**

A Tabela VII mostra o modo de parto das pacientes. A cesariana foi efectuada em 75%

dos casos (94,1% das doentes do grupo I e 90,9% das doentes do grupo II). O parto vaginal normal foi efectuado em 25% dos casos (5,9% das doentes do grupo I e 9,1% das doentes do grupo II). A diferença entre os dois grupos não é significativa.

**Table VII: Distribuição das pacientes do estudo de acordo com as informações relacionadas com o desfecho da gravidez (n=56).**

| Modo de entrega | Grupo I (n=34) | | Grupo-II (n=11) | | Valor P |
|---|---|---|---|---|---|
| | n | % | n | % | |
| Cesariana | 32 | 94.1% | 10 | 90.9% | |
| Parto normal | 2 | 5.9% | 1 | 9.1% | $0.578^{ns}$ |

s= significativo, ns= não significativo

Valor p obtido a partir do teste do qui-quadrado.

**Informações relacionadas com os resultados da investigação durante a gravidez**

A Tabela VIII mostra os achados da investigação durante a gravidez. Trinta e duas

(86,5%) pacientes apresentaram achados ecocardiográficos normais no grupo I e treze (68,4%) pacientes no grupo II. Quatro (10,8%) pacientes apresentaram disfunção do VE no grupo I e três (15,8%) no grupo II. Apenas no grupo II, três (15,8%) pacientes apresentavam trombo na prótese valvar. Esta diferença foi estatisticamente significativa (p<0,05) entre os dois grupos. No total, 91,89% das pacientes do grupo I e 52,63% das pacientes do grupo II tiveram nascidos vivos saudáveis. Três (8,1%) pacientes do grupo I e oito (42,1%) pacientes do grupo II tiveram aborto. Esta diferença foi estatisticamente significativa (p<0,05) entre os dois grupos. A maioria das pacientes estava em acompanhamento regular (59,5% pacientes no grupo I e 57,9% pacientes no grupo II).

**Tabela VIII: Distribuição dos pacientes do estudo de acordo com as informações relacionadas com a investigação durante a gravidez (n=56).**

| Informações relacionadas com a gravidez | Grupo I (n=37) | | Grupo-II (n=19) | | Valor P |
|---|---|---|---|---|---|
| | n | % | n | % | |
| **Achados ecocardiográficos maternos na gravidez** | | | | | |

| | | | | | |
|---|---|---|---|---|---|
| Normal | 32 | 86.5% | 13 | 68.4% | $0.156^{ns}$ |
| Trombo | 0 | 0.0 | 3 | 15.8% | $0.035^{s}$ |
| Disfunção do VE | 4 | 10.8% | 3 | 15.8% | $0.068^{ns}$ |
| Outros | 1 | 2.7% | 0 | 0.0 | $1^{ns}$ |
| **USG do perfil de gravidez** | | | | | |
| Normal | 34 | 91.9% | 10 | 52.6% | $0.001^{s}$ |
| Aborto | 3 | 8.1% | 8 | 42.1% | $0.002^{s}$ |

| | | | | | |
|---|---|---|---|---|---|
| Malformação congénita | 0 | 0.0 | 1 | 5.3% | $0.339^{ns}$ |
| **Acompanhamento durante a gravidez** | | | | | |
| Regular | 22 | 59.5% | 11 | 57.9% | $0.910^{ns}$ |
| Irregular | 15 | 40.5% | 8 | 42.1% | |

s= significativo, ns= não significativo; valor p obtido a partir do teste do qui-quadrado

**Qualidade de vida da população estudada**

A Tabela IX mostra que 33 pacientes (89,2%) apresentaram bom estado de saúde no grupo I e 12 pacientes (63,2%) no grupo II. A diferença foi estatisticamente significativa (p<0,05) entre os dois grupos.

**Table IX:** **Distribuição dos doentes do estudo de acordo com a qualidade de vida (n=56).**

| Qualidade de vida | Grupo I (n=37) | Grupo-II (n=19) | Valor P |
|---|---|---|---|

| | n | % | N | % | |
|---|---|---|---|---|---|
| Bom | 33 | 89.2% | 12 | 63.2% | $0.032^s$ |
| Nem pobre nem bom | 4 | 10.8% | 5 | 26.3% | $0.25^{ns}$ |
| Pobres | 0 | 0.0 | 2 | 10.5% | $0.111^{ns}$ |

s= significativo; valor p obtido a partir do teste do qui-quadrado

# Capítulo 4

## DISCUSSÃO

A cirurgia cardíaca tem proporcionado uma melhoria significativa da esperança e qualidade de vida dos doentes com doença cardíaca congénita ou adquirida. O objetivo do estudo proposto foi descrever a ocorrência do desfecho materno e fetal durante a gestação e imediatamente após o parto em mulheres com cirurgia cardíaca aberta, a fim de adotar melhores estratégias de aconselhamento e tratamento. Trata-se de um estudo de coorte retrospetivo. Foram incluídas neste estudo 56 pacientes, divididas em dois grupos de acordo com o tipo de cirurgia cardíaca aberta. O grupo I (n=37) inclui doentes com antecedentes de cirurgia cardíaca aberta para doenças cardíacas, exceto doença valvular, e o grupo II (n=19) inclui doentes com antecedentes de substituição ou reconstrução valvular em que foi utilizada anticoagulação ou fármacos antiplaquetários.

Neste estudo, a cirurgia cardíaca aberta mais comum foi a correção da CIA em 31 pacientes (83,8%), seguida da troca valvar mecânica em 13 pacientes (68,4%) e da reconstrução valvar em 4 pacientes (21,1%). Ashour et al. encontraram substituição mecânica da válvula em 67% da população num estudo, o que é semelhante ao presente estudo[10] . De forma semelhante, noutro estudo também se verificou a incidência de substituição mecânica da válvula em 66,28% dos doentes, o que também é semelhante ao presente estudo[11] .

Em relação às complicações maternas, neste estudo observou-se que 25% da população estudada desenvolveu complicações maternas. Onze (19,64%) pacientes desenvolveram complicações cardíacas durante a gestação. Sete (12,5%) pacientes evoluíram com insuficiência cardíaca (4 pacientes no grupo I e 3 pacientes no grupo II) e trombose de prótese valvar foram em três pacientes (15,8%) no grupo II. Uma paciente (2,7%) apresentou defeito residual do septo atrial no grupo I. Aborto espontâneo ocorreu em 11 pacientes (19,64%) no primeiro trimestre de gestação. Complicação hemorrágica ocorreu em 10 (17,86%) pacientes (5,4% no grupo I e 42,11% no grupo II). Não houve mortalidade materna neste estudo.

Num estudo realizado por Ayad et al., observou-se que 20% das doentes desenvolveram complicações cardíacas durante a gravidez e que quinze (15%) doentes desenvolveram insuficiência cardíaca e que a trombose da válvula protésica ocorreu em oito (8%) doentes[12] . Como um todo, as complicações cardíacas foram menores neste estudo, mas a taxa de trombose da válvula protética foi maior. Houve três (3%) mortes maternas, o que é mais elevado do que no presente estudo. Noutro estudo, 15% da população estudada desenvolveu complicações maternas[10] . As complicações incluíram trombose da válvula protésica em oito (8%) gravidezes, endocardite infecciosa numa gravidez (1%) e hemorragia durante a gravidez em 1% das pacientes. Houve cinco (5%) mortes maternas, o que também é significativamente maior do que no presente estudo. Shannon et al. também relataram uma taxa de mortalidade materna de 1-4% com válvulas cardíacas protéticas que necessitaram de terapia anticoagulante[13] . Um estudo recente revelou que 4,7% de trombose da válvula protética e 23,1% de complicações hemorrágicas ocorreram em gravidezes[14] . Em comparação com os resultados deste estudo, a incidência de trombose da válvula protésica é significativamente menor e a de complicações hemorrágicas foi maior, o que pode, em parte, ser resultado da alta qualidade dos cuidados médicos prestados e da adesão rigorosa aos regimes anticoagulantes. Isto sugere que as doentes com válvulas mecânicas correm um maior risco de perder os seus bebés devido a aborto no primeiro trimestre de gravidez. Mas Hagen et al. referiram que a taxa de mortalidade materna foi de 1,4%, o que também é superior à do nosso estudo[14].

Relativamente ao desfecho fetal neste estudo, no total, 44 gravidezes (78,57%) terminaram em nados-vivos saudáveis (91,89% das doentes do grupo I e 52,63% das doentes do grupo II) e 11 gravidezes (19,64%) terminaram em aborto (8,1% das doentes do grupo I e 42,1% das doentes do grupo II). Um (5,3%) bebé nasceu com malformação congénita no grupo II. A embriopatia por varfarina foi detectada num (5,3%) caso do grupo II. De forma semelhante, Ayad et al. também verificaram que 52% das gravidezes terminaram em nados-vivos saudáveis e 29% terminaram em aborto[12]. Dois bebés (2%) nasceram com anomalias congénitas e não houve embriopatia por varfarina. Os nossos resultados estão de acordo com o estudo de Ashour et al., que concluiu que 56% das gravidezes resultaram em nascimentos saudáveis[10]. A perda fetal ocorreu em 44% das gestações devido a abortos espontâneos no primeiro trimestre. Em outro estudo, mulheres com prótese valvar cardíaca tiveram 58% de chance de ter uma gravidez sem complicações que resultou em um nascimento vivo, o que é consistente com nossos achados de que um nascimento vivo saudável ocorreu em 52,63% da população do estudo no grupo II[14]. Maxwell et al.

demonstraram que o uso de warfarina entre 6 e 12 semanas de idade gestacional resulta em um risco de 6% a 10% de embriopatia[15] .

Nesta revisão, o peso médio ao nascer dos bebés foi de 2,8±0,6 kg no grupo I e de 2,5±0,3 kg no grupo II. A pontuação média de APGAR foi de 8,5±0,7 no grupo I e 8,1±0,7 no grupo II. Em um estudo, Chaitali e Kumar também observaram o resultado da gravidez após cirurgia cardíaca e descobriram que o peso médio ao nascer é de 2,72±0,33 kg e o escore de APGAR é de 8,81, o que é semelhante aos nossos achados[16]

.

A cesariana total foi efectuada em 93,33% dos casos no nosso estudo, enquanto o parto vaginal normal só foi possível em 6,67% dos casos. Num estudo, Plesinac e Pilic observaram que a cesariana foi efectuada em 20% dos casos, ao passo que o parto vaginal foi realizado em 80% dos casos[17] . Noutro estudo, Chaitali e Kumar verificaram que a cesariana foi efectuada em 82% dos casos de população com próteses valvulares cardíacas, o que é semelhante aos nossos resultados[16] . Este aumento da taxa de cesarianas não implica melhores cuidados e deve ser reservado principalmente para indicações obstétricas. Num estudo, Desai et al. mostram que a doente cardíaca que consegue tolerar a cesariana tem probabilidades de tolerar igualmente bem o trabalho de parto e o parto vaginal[8] .

Avaliámos as características maternas para determinar as possíveis causas de perda fetal. No presente estudo, observou-se que a idade média foi de 24,7±3,8 anos, variando de 18 a 33 anos no grupo I, e de 25,10±3,8 anos, variando de 20 a 33 anos no grupo II. A média de idade não foi significativa entre os dois grupos. Os resultados do nosso estudo estão em concordância com o estudo de Mazibuko et al., que também verificaram que a idade média é de 24 anos na sua população de estudo com prótese valvular cardíaca[18] . Neste estudo, as classes da NYHA dos pacientes foram observadas e a maioria dos pacientes foi encontrada nas classes 1-2 da NYHA (89,2% dos pacientes no grupo I e 84,2% dos pacientes no grupo II). A diferença não foi estatisticamente significativa (p>0,05) entre os dois grupos. Num estudo, Chaitali e Kumar encontraram a classe 1-2 da NYHA na maioria (65,22%) dos casos[16] .

# **RESUMO**


O objetivo do estudo proposto foi descrever a ocorrência dos resultados maternos e fetais durante a gravidez e imediatamente após o parto em mulheres submetidas a cirurgia cardíaca aberta, de modo a adotar melhores estratégias de aconselhamento e tratamento. Um total de cinquenta e seis (56) pacientes foram incluídos neste estudo propositadamente e foram divididos em dois grupos de acordo com o tipo de cirurgia cardíaca aberta. O grupo I (n=37) inclui doentes com antecedentes de cirurgia cardíaca aberta para doenças cardíacas, exceto doença valvular, e o grupo II (n=19) inclui doentes com antecedentes de cirurgia de substituição ou reconstrução valvular cardíaca em que foi utilizada anticoagulação ou fármacos antiplaquetários.

Neste estudo, a cirurgia cardíaca aberta mais comum foi a correção da CIA em 31 pacientes (83,8%), seguida da troca valvar mecânica em 13 pacientes (68,4%) e da reconstrução valvar em 4 pacientes (21,1%). Em relação à complicação materna, neste estudo observou-se que 25% da população estudada desenvolveu complicações maternas. Onze (19,64%) pacientes desenvolveram complicações cardíacas durante a gestação. Sete (12,5%) pacientes desenvolveram insuficiência cardíaca (10,8% pacientes no grupo I e 15,8% pacientes no grupo II) e trombose de prótese valvar em três pacientes (15,8%) no grupo II. Uma de nossas pacientes (2,7%) apresentou defeito septal atrial residual no grupo I. Aborto espontâneo ocorreu em 11 pacientes (19,64%). O sangramento per vaginal ocorreu em 10 (17,86%) pacientes (5,4% no grupo I e 42,11% no grupo II). Não houve mortalidade materna neste estudo.

Relativamente ao desfecho fetal, no total, 44 gravidezes (78,57%) terminaram em nados-vivos saudáveis (91,89% das doentes do grupo I e 52,63% das doentes do grupo II) e 11 gravidezes (19,64%) terminaram em aborto (8,1% das doentes do grupo I e 42,1% das doentes do grupo II). Um (5,3%) bebé nasceu com embriopatia da varfarina (malformação congénita) no grupo II. No presente estudo, observou-se que trinta e quatro (91,9%) doentes tiveram bebés de termo no grupo I e 11 (57,9%) no grupo II. O peso médio ao nascer foi de 2,8±0,6 kg no grupo I e 2,5±0,3 kg no grupo II. A pontuação média de APGAR foi de 8,5±0,7 no grupo I e 8,1±0,7 no grupo II.

Nesta revisão, no total, a cesariana foi efectuada em 93,33% dos casos, enquanto o parto vaginal só foi possível em 6,67% dos casos. A cesariana foi efectuada em 94,1% dos casos no grupo I e em 90,9% dos casos no grupo II. Este aumento da taxa de cesarianas não implica melhores cuidados e deve ser reservado principalmente para indicações obstétricas. Avaliamos as características maternas para determinar as possíveis causas de perda fetal. No presente estudo, observou-se que a idade média foi de 24,7±3,8 anos, variando de 18 a 33 anos no grupo I, e de 25,10±3,8 anos, variando de 20 a 33 anos no grupo II. A média de idade não foi significativa entre os dois grupos. A maioria (56,8%) dos doentes era dona de casa no grupo I e 15 (78,9%) no grupo II. Quase metade (45,9%) dos doentes tinha completado o ensino secundário no grupo I e 7 (36,8%) no grupo II. As diferenças não foram estatisticamente significativas (p>0,05) entre os dois grupos em cada variável. Neste estudo, foram observadas as classes NYHA dos doentes e a maioria dos doentes encontrava-se nas classes NYHA 1-2 (89,2% no grupo I e 84,2% no grupo II).

No nosso estudo, observou-se que a maioria das doentes estava a ser seguida regularmente (59,5% das doentes do grupo I e 57,9% das doentes do grupo II) e apresentava um bom estado de saúde (89,2% das doentes do grupo I e 63,2% das doentes do grupo II) durante e após a gravidez.

# CONCLUSÃO

Após a cirurgia cardíaca aberta, não existe qualquer contraindicação para a gravidez nas doentes com classe I e II da NYHA. As mulheres submetidas a cirurgia cardíaca aberta e em idade fértil devem ser aconselhadas (idealmente antes da conceção) sobre os potenciais problemas que podem surgir durante a gravidez. No nosso estudo, verificou-se um bom resultado neonatal nas doentes com seguimento regular durante a gravidez.

# REFERÊNCIAS


Mahli, A., Izdes, S., Coskun, D. (2000). Cardiac operations during pregnancy: review of factors influencing fetal outcome", *Ann Thorac Surg.* vol. 69, pp. 1622-1626.

Weiss, B.M., Von Segesser, L.K., Alon, E., Seifert, B., Turina, M.I. (1998). 'Outcome of cardiovascular surgery and pregnancy: a systematic review of the period 1984-1996', *Am J Obstet Gynecol.* vol. 179, pp. 1643-1653.

Szekely, P., Tunner, R., Smith, L. (1973). 'Pregnancy and the changing pattern of rheumatic heart disease', *Br Heart J.* vol. 35, pp. 1293-1303.

Siu, S.C., Sermer, M., Harrison, D.A., Grigoriadis, E., Liu, G., Sorensen, S. et al. (1997). Risk and predictors for pregnancy-related complications in women with heart disease", *Circulation.* vol. 96, pp. 2789-2794.

Born, D., Martines, E.E., Almeida, P.A., Santos, D.V., Carvalho, A.C., Moron, A.F. et al. (1992). Pregnancy in patient with prosthetic heart valves the effect of anticoagulation on mother, fetus and neonatal", *Am Heart J.* vol. 124, pp. 413-417.

Marcus-Braun, N., Segal, D., Merkin, M., Wiziter, A., Katz, M., Tager, S. et al. (2003). Anticoagulation in pregnant women with prosthetic heart valve - a new approach for therapy", *Harefuah.* vol. 142, pp. 508-511.

Chandrasekhar, S., Cook, C.R., Collard, C.D. (2009). 'Cardiac surgery in parturient', *Anesth Analg.* vol. 108, pp. 777-785.

Desai, D.K., Adan, L.M., Naidoo, D.P., Moodley, J., Kleinschmidt, I. (2000). 'Mitral stenosis in pregnancy: a four-year experience at King Edward VIII Hospital, Durban. África do Sul", *Br J Obstet Gynecol.* vol. 107, pp. 953-958.

Suri, V., Sawhney, H., Vasishta, K., Renuka, T., Grover, A. (1999). 'Pregnancy following cardiac valve replacement surgery', *Int J Gynecol Obstet.* vol.64, pp. 239-246.

Ashour, Z.A., Shawky, H.A., Hussein, M.H. (2000). Outcome of pregnancy in women with mechanical valves", *Tex Heart Inst J.* vol. 27, pp. 240-245.

Tounsi, A., Abid, D., Louati, D., Mallek, S., Akrout, M., Abid, L. et al. (2014). 'Anticoagulação em mulheres grávidas com próteses valvares cardíacas mecânicas: 25-year experience at a tertiary care hospital in a developing country", *World J Cardiovasc Dis.* vol. 4, pp. 287-293.

Ayad, S.W., Hassanein, M., Mohamed, E.A., Gohar, A.M. (2016). 'Resultados maternos e fetais em mulheres grávidas com uma válvula cardíaca mecânica protética', *Clinical Medicine Insights: Cardiologia.* vol. 10, pp. 11-17.

Shannon, M.S., Edwards, M.B., Long, F., Taylor, K.M., Bagger, J.P., De Swiet, M. (2008). 'Anticoagulant management of pregnancy following heart valve replacement in the United Kingdom 1986-2002', *J Heart Valve Dis.* vol. 17, pp. 526-532.

Hagen, I.M., Roos-Hesselink, J.W., Ruys, T.P., Merz, W.M., Goland, S.,

Gabriel, H. et al. (2015). 'Gravidez em mulheres com válvula cardíaca mecânica: dados do registo de gravidez e doença cardíaca da sociedade europeia de cardiologia (ROPAC)', *Circulation.* vol. 132, pp 132-142.

Maxwell, C., Sermer, M. (2007). Mechanical heart valves and pregnancy", *Fetal Matern Med Rev.* vol. 18, pp. 311-331.
Chaitali, D.R., Kumar, S.B. (2004). 'Outcome of pregnancy after cardiac surgery- a comparative analysis', *J Obstet Gynecol Ind.* vol. 54, pp. 556560.

Plesinac, S., Pilic, I. (2006). 'Course and Outcome of Pregnancy after the Heart Surgery', *Clin Exp Obstet Gynecol.* vol.71, pp. 66-69.

Mazibuko, B., Ramnarain, H., Moodley, J. (2012). 'Uma auditoria de mulheres grávidas com válvulas cardíacas protéticas em um hospital terciário na África do Sul: uma experiência de cinco anos', *Cardiovasc J Afr.* vol. 23, pp. 216-221.

"Experiência é o nome que toda a gente dá aos seus erros!"

(Oscar Wilde)


Graças ao coração humano! Pelo qual vivemos!

(Cecil Rhodes)


"O sangue à volta do coração dos homens está lá a pensar!"

(Empédocles)

"Quando estiver a treinar, mantenha a cabeça baixa, mantenha

a boca fechada e seja sempre visto a trabalhar!"

**<u>"NUNCA tocar DISCO na sala de operações"</u>**

Os cirurgiões cardíacos são as "ROCK STARS"

&

Os residentes são Roadies!

**(Daniel James Waters)**

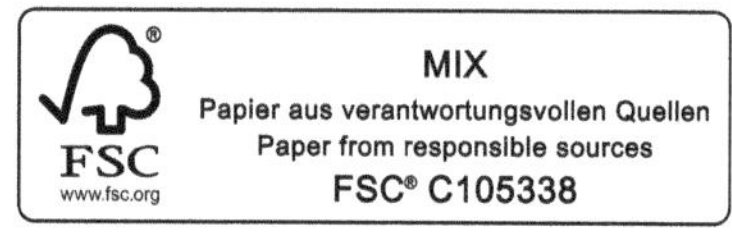

Printed by Books on Demand GmbH, Norderstedt / Germany